VOMISSEMENTS INCOERCIBLES

PAR

RÉTROFLEXION DE L'UTÉRUS GRAVIDE

PAR LE Dr J. VOITURIEZ,

Chef de Clinique chirurgicale à la Faculté libre de Lille.

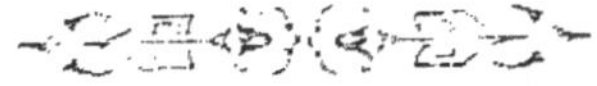

LILLE,

AU BUREAU DU *JOURNAL DES SCIENCES MÉDICALES,*

56, RUE DU PORT.

—

1888.

VOMISSEMENTS INCOERCIBLES

PAR

RÉTROFLEXION DE L'UTÉRUS GRAVIDE

PAR LE Dr J. VOITURIEZ,

Chef de Clinique chirurgicale à la Faculté libre de Lille.

Fasc. VI.

LILLE,

AU BUREAU DU *JOURNAL DES SCIENCES MÉDICALES*,
56, RUE DU PORT.

1888.

VOMISSEMENTS INCOERCIBLES

PAR

RÉTROFLEXION DE L'UTÉRUS GRAVIDE

———

Les vomissements incoercibles bien étudiés par Paul Dubois, puis par Guéniot, se présentent comme un accident très redoutable dans le cours de la gestation. Ils se différencient des vomissements simples, en quelque sorte physiologiques, dans l'état de grossesse, par leur *fréquence*, qui épuise la malade, par leur *persistance*, qui empêche toute alimentation et enfin par leur *résistance* à l'emploi judicieux des moyens thérapeutiques ordinairement employés (1).

Quelle est la cause des vomissements incoercibles ? A cet égard, les auteurs se partagent en deux grands groupes, suivant qu'ils considèrent cet accident comme une manifestation nerveuse réflexe ou l'attribuent à une lésion organique.

L'on sait que sous l'influence du développement du fœtus, il se produit dans l'économie des modifications à distance très variées : troubles psychiques, troubles de sécrétion (ptyalisme, formation du colostrum, de la kyestéine), troubles dans la distribution du pigment, etc. Le point de départ de ces changements est la présence dans l'abdomen du kyste fœtal; on les rencontre même dans les cas de grossesse extra-utérine, ainsi que nous

———

(1) Guéniot. — *Thèse d'agrégation.* Paris, 1868.

avons eu l'occasion de l'observer (1). On comprend très bien que des troubles moteurs, principalement dans les muscles du système de la vie organique, puissent aussi se produire. En effet, les vomissements sont très fréquents dans le cours de la grossesse, mais ils se distinguent très nettement de la forme qui nous occupe. Pour Bailly, Brock, Charpentier, il existerait alors chez la femme une sorte de prédisposition nerveuse, une idiosyncrasie spéciale de l'individu, qui rendrait compte de la gravité et de la persistance des symptômes. A l'appui de cette manière de voir, les auteurs rappellent les autopsies, où toute lésion appréciable a été cherchée sans succès, et enfin la guérison possible, à l'aide de sédatifs du système nerveux : bromure de potassium, morphine, belladone, pulvérisation d'éther, etc.

Un autre groupe d'auteurs considère que le plus souvent les vomissements incoercibles se produisent sous l'influence d'une lésion organique, souvent méconnue faute d'un examen complet, et ils invoquent à l'appui de cette thèse, les succès obtenus par une thérapeutique chirurgicale portant uniquement sur la lésion locale.

La congestion active et l'hyperesthésie du col (Clertan, de Dijon); les ulcérations du col (Bennett, Marion Sims, Mauny, Braun); la contracture et l'oblitération du col (Lobstein, Depaul, Copeman) ont été observées et en traitant par une méthode appropriée ces diverses lésions, ces auteurs ont fait disparaître les vomissements incoercibles.

Les maladies de l'estomac peuvent aussi provoquer, dans l'état de gravidité, les mêmes phénomènes (Leopold).

Enfin, les vices de position de la matrice, les déviations utérines, ont été regardées par Cazeaux, Moreau, Graily, Hetwitt, comme une cause très efficace des vomissements incoercibles, qu'il s'agisse d'une antéflexion, d'une rétroflexion ou d'une latéro-flexion prononcée. Néanmoins, les observa-

---

(1) Grossesse extra-utérine ; occlusion intestinale ; laparotomie. (*Journal des Sc. méd. de Lille*).

tions , prises avec détail, manquent encore à ce sujet , et nous n'av)ns trouvé dans la thèse de Morival (1), qu'un cas de Moreau , 1856, (rétroversion) et un autre d'Eustache , 1882, (rétroflexion) où la déviation utérine peut être considérée à bon droit comme cause de vomissements ; car la réduction a été immédiatement suivie d'un soulagement marqué et de la disparition des accidents graves (2).

Nous avons eu tout dernièrement l'occasion de suivre avec soin une malade atteinte de vomissements incoercibles, chez laquelle nous avons pu reconnaître une rétroflexion de l'utérus. En l'absence de tout état névropathique spécial, nous incriminâmes la déviation utérine, et, en effet, sitôt la réduction achevée, les symptômes morbides disparurent immédiatement.

OBSERVATION. — *Rétroflexion de l'utérus gravide. — Vomissements incoercibles. — Réduction de la déviation ; cessation immédiate des vomissements.*

La nommée Marie V..., âgée de 35 ans, rempailleuse de chaises, est mariée depuis 18 ans et a eu successivement 6 accouchements ; le premier, il y a 17 ans ; le deuxième, 2 ans après ; le troisième, il y a 13 ans ; le quatrième, 10 ans : le cinquième, 7 ans. Son dernier accouchement date de 5 ans. Depuis, elle n'avait eu ni retard des règles, ni avortement.

Les couches ont toujours été bonnes et faciles ; pas d'accidents fébriles et inflammatoires. Enfin, quoique se levant évidemment trop tôt après l'accouchement, la malade ne reprenait son travail qu'au bout de 15 jours.

Pendant les grossesses précédentes, rien à noter que des vomissements assez répétés pendant les premiers mois.

A sa dernière grossesse, il y a 5 ans, les vomissements prirent cependant un certain caractère de gravité ; néanmoins, l'alimentation fut toujours possible.

Depuis cette époque, la santé fut toujours satisfaisante. Mais cette

(1) *Traitements des vomissements incoercibles de la grossesse.* — Paris, A. Parent, 1884.

(2) Depuis l'impression de ce travail, nous avons trouvé une observation analogue de Chazan. (*Ann. de gynécologie* 1887, p. 146).

femme est obligée, par son état, de supporter d'assez lourds fardeaux et de marcher chargée de 6 à 8 chaises.

Les dernières règles ont apparu le 10 du mois de décembre 1887 et durèrent 3 jours ; des rapports conjugaux eurent lieu immédiatement après et, dès le 29 décembre, la malade eut une crise de vomissements d'abord alimentaires, puis glaireux. Vers le 10 janvier, nouveaux vomissements, très répétés ; c'était l'époque correspondant aux règles, qui ne parurent pas.

Pendant le reste du mois de janvier, les nausées, les vomissements se reproduisirent fréquemment ; en outre, la femme accusait une douleur épigastrique fixe, qui existait déjà dans ses grossesses antérieures ; un dégoût profond pour certains aliments, comme le pain ; devant ces signes, déjà éprouvés, la malade se considéra comme enceinte.

Le samedi 18 février, les vomissements, qui jusqu'alors n'empêchaient pas l'alimentation, deviennent incessants ; la malade ne conserve rien de ce qu'elle absorbe ; les aliments sont rendus soit immédiatement après leur ingestion, soit une demi heure ou trois quarts d'heure après et intacts. Les liquides sont aussi rejetés.

Cet état dure jusqu'au jeudi 23 février ; pendant ce laps de temps, on essaie plusieurs traitements médicaux qui n'apportent aucun soulagement.

Le 23 février, nous sommes appelés à soigner cette femme.

La malade est au lit depuis plusieurs jours ; dès qu'elle veut se lever, elle éprouve des vertiges, des éblouissements, même des syncopes ; l'amaigrissement est considérable, la peau est chaude et sèche ; le pouls petit et fréquent (110 pulsations) ; la langue est sèche, fendillée ; céphalalgie intense, insomnie.

Les urines sont presque supprimées et réduites à quelques gouttes épaisses et boueuses ; pas de selles spontanées. Néanmoins, la femme conserve un certain appétit ; mais tout ce qu'elle absorbe est rejeté rapidement.

Devant l'insuccès des médications précédentes et devant l'absence de tout état névropathique antérieur, nous pensons qu'il existe peut-être une cause organique à ces vomissements et nous pratiquons l'examen somatique.

Au palper abdominal, le ventre est peu volumineux, non ballonné ; la paroi, très souple, permet d'arriver sur les corps vertébraux et de sentir les battements aortiques ; nulle trace au-dessus du pubis et au détroit supérieur d'une tumeur médiane, pouvant rappeler le globe utérin à 2 mois et demi de la grossesse.

La vessie est vide.

La femme étant dans le décubitus dorsal, on pratique alors le toucher vaginal et l'on constate que le col est gros, ramolli, œdémateux ; pulsations vaginales à gauche. L'orifice du col est entr'ouvert et regarde un peu en avant, sans cependant être appliqué fortement sur le pubis. Le cul-de-sac postérieur existe, mais la paroi postérieure du vagin est déplissée et refoulée en avant par une tumeur du volume d'une orange, qui descend jusqu'à 6 centimètres environ de la fourchette. Cette tumeur, assez régulière, a une consistance variable, tantôt plus dure, tantôt plus mollasse.

La tumeur est comme fixée dans le petit bassin et se continue manifestement avec le col, au niveau du cul-de-sac postérieur.

Le toucher rectal pratiqué concurremment montre que la tumeur est située en avant du rectum, qui est appliqué contre la face concave du sacrum et qu'elle descend jusqu'au cul-de-sac de Douglas.

Le diagnostic est : rétroflexion de l'utérus gravide, et l'on admet que cette rétroflexion peut jouer un rôle dans la production des vomissements incoercibles observés chez cette malade.

En présence des accidents sérieux et de leur date, on se décide à procéder, séance tenante, des tentatives de réduction.

L'absence de phénomènes inflammatoires *post partum* nous font croire qu'il n'existe que peu ou pas d'adhérences entre le fond de l'utérus dévié et les organes voisins.

La malade est alors placée dans la position genu-pectorale ; on introduit d'abord l'index dans le vagin et l'on constate que la tumeur existe encore au siège indiqué. Le médius est alors introduit à son tour ; puis on écarte les deux doigts, de façon à ouvrir en quelque sorte le vagin pour permettre la pénétration de l'air, suivant la méthode de Campbell. — Le *col bascule aussitôt* et son orifice vient se porter en arrière ; il suffit alors de refouler doucement avec les deux doigts le fond de la tumeur pour la faire remonter au-dessus du détroit supérieur. En effet, les autres doigts introduits successivement, permettent d'explorer la concavité du sacrum, qui est libre, et d'atteindre le promontoire.

La malade est alors placée dans le décubitus dorsal ; on s'assure que la déviation est corrigée ; d'ailleurs le palper abdominal permet de reconnaître au-dessus du pubis le fond de l'utérus.

La malade prend une demi-heure après du grog froid, par gorgée, et le conserve.

Le vendredi, la malade a pris environ un litre de liquide sans aucun vomissement. Elle réclame à manger à grands cris ; on permet une côtelette qui est aussi bien supportée.

La langue est meilleure ; les urines sont claires et assez abondantes.

On prescrit à la femme de prendre pendant dix minutes, matin et soir, la position genu-pectorale et de manger avec modération. Lavement journalier.

5 mars. — Peu de jours après, les forces reviennent, la malade se lève ; il n'y a plus eu de vomissements depuis la réduction.

La rétroversion et la rétroflexion de l'utérus gravide ont, depuis le mémoire d'Amussat, été l'occasion de travaux nombreux ; mais les accidents auxquels cette déviation donne lieu, diffèrent suivant l'époque où on l'a observée. La rétention d'urine et des matières fécales, les menaces d'avortement, l'incarcération complète du fond de l'utérus ne se rencontrent guère qu'après deux mois et demi. La cystite gangréneuse qui constitue un des accidents les plus redoutables, bien étudié récemment par Pinard et Varnier, ne survient qu'après trois mois et s'explique par le développement déjà considérable de l'utérus gravide qui, enclavé dans le petit bassin, comprime la vessie contre le plan osseux du pubis et entrave la circulation artérielle (1).

Chez notre malade, il n'existait encore ni rétention d'urine, ni constipation opiniâtre. Mais les vomissements incoercibles se présentaient avec une gravité déjà très grande et étaient dûs, ainsi que la thérapeutique employée l'a démontré, à la *situation vicieuse* occupée par le fond de l'utérus.

Les cas publiés, dans lesquels cette cause spéciale de vomis-

---

(1) Pinard et Varnier. — De la rétroversion de l'utérus gravide. *Annales de gynécologie*, 1887.

sements a pu nettement être établie ne sont pas nombreux.
Nous avons cité plus haut les deux cas de Moreau et d'Eustache, lesquels sont tout à fait probants ; le nôtre ne l'est pas
moins. Par contre, nous avons trouvé une observation de
Pinard (1), dans laquelle on note une rétroversion, coïncidant
avec des vomissements incoercibles ; la réduction spontanée
de la déviation ne fit pas cesser les accidents, qui cédèrent à
l'emploi d'inhalations d'oxygène. Ce qui démontre qu'il faut
être éclectique dans l'étude des facteurs étiologiques de l'affection qui nous occupe.

Au point de vue du traitement, une fois la déviation recon-
nue, il est nécessaire de procéder à sa réduction immédiate.

Deux cas peuvent se présenter : ou bien l'utérus est en
rétroversion ou flexion par relâchement de l'appareil ligamen-
teux, et alors la réduction sera toujours possible après évacuation méthodique et répétée des réservoirs ; ou bien l'utérus est
fixé dans sa position vicieuse par des adhérences fibreuses,
reliquat de poussées de péritonite ancienne.

Dans cette dernière circonstance, la réduction peut devenir
impossible et les tentatives dangereuses, si elles sont faites
avec une certaine force ; la rupture des adhérences peut
s'accompagner de lésions graves et être suivie de péritonite
mortelle.

Chez notre malade, il n'y avait pas d'adhérences ; en
effet, les renseignements donnés par elle, apprenaient
qu'elle n'avait eu aucune poussée inflammatoire du côté du
péritoine pelvien.

Pour pratiquer la réduction, nous avons utilisé le procédé
de Mundé-Campbell, bien décrit dans la thèse récente de
Franc (2).

La femme est d'abord placée dans la position genu-cubitale

---

(1) *Annales de gynécologie*, 1880, p. 380, T. XIII

(2) *De l'influence de la position de la femme appliquée au traitement des
déviations en arrière de la matrice.* — Paris, 1885.

ou mieux genu pectorale. Cela fait, un doigt introduit dans le vagin, permet de constater que la tumeur n'est pas réduite : si à l'aide de la valve de Sims, on soulève alors le périnée, l'air pénètre largement dans le vagin et repousse en haut et en avant le fond de l'utérus, de sorte que, dans les cas simples, il suffit de la position et de la pression atmosphérique pour corriger la déviation.

Nous avons employé un procédé analogue : après avoir introduit successivement l'index et le médius dans le vagin, la femme étant placée dans le décubitus génu-pectoral, on écartera les doigts de façon à entr'ouvrir largement la fente vulvaire et à permettre l'accès de l'air ; il suffit alors de refouler lentement le fond de l'utérus avec l'extrémité des doigts pour le sentir remonter et dépasser le promontoire. Après avoir conservé la position indiquée pendant cinq à dix minutes, la malade doit prendre et conserver le décubitus latéral droit (Ahlfeld).

Les conclusions à tirer de notre observation sont les suivantes :

1° La rétroflexion de l'utérus gravide peut être cause de vomissements incoercibles ;

2° La réduction de la déviation est le seul traitement rationnel dans ce cas ;

3° Le procédé Mundé-Campbell réussit très souvent, après évacuation des réservoirs, et lorsqu'il n'existe pas d'adhérences péritonitiques considérables.

SCARLATINE

ET

POURRITURE D'HOPITAL

PAR LE Dr J. VOITURIEZ,

Chef de Clinique chirurgicale à la Faculté libre de Lille.

L'on désigne sous le nom de pourriture d'hôpital une affection, bien étudiée par les chirurgiens français du commencement de ce siècle, et caractérisée essentiellement par une exsudation pseudo-membraneuse, à la surface de plaies bourgeonnantes.

L'étiologie de la pourriture d'hôpital est assez mal connue.

Les influences nosocomiales, l'encombrement, le défaut de soins et de pansements, l'aération insuffisante ont été incriminés et jouent certainement un rôle dans le développement et la dissémination des cas.

Pitha dans l'épidémie qu'il observa à Prague en 1851, constata la coexistence, dans le même hôpital, du choléra, de la fièvre puerpérale et de la scarlatine.

Heine en 1869 et O. Weber contractèrent des angines pseudo-membraneuses, en soignant des cas de pourriture d'hôpital.

La contagion possible de plaie à plaie par voisinage, par les objets de pansements, et par inoculation directe, ont été mises en évidence depuis longtemps par Pouteau, Delpech et Ollivier. Les inoculations pratiquées avec succès ont même permis de déterminer exactement la période d'incubation, qui est de 2 à 3 jours, d'après Ollivier (1).

Tels sont les faits qui, par la précision des résultats et la valeur des observateurs, peuvent être admis sans contestation.

Depuis lors, avec les progrès de l'hygiène nosocomiale, avec la transformation des pansements sous l'influence de la méthode antiseptique, la pourriture d'hôpital est devenue une rareté dans nos services. Néanmoins, de temps à autre éclate un cas sporadique, de forme atténuée, de pronostic bénin, mais dont le diagnostic ne souffre pas de difficulté. Les conditions, dans lesquelles se sont présentés ces cas isolés, présentent donc un intérêt considérable ; car elles tendent à élucider la question de la nature et de l'étiologie de la pourriture d'hôpital.

Nous rapportons ci-après trois observations recueillies concurremment aux lits N° 5, (Obs. I), N° 4 (Obs. II), N° 3 (Obs. III), d'une même salle du service de chirurgie de M. le professeur Duret. Un enfant occupant le lit N° 5 contracte la scarlatine; dans le lit voisin, une malade portant une plaie assez large et bourgeonnante voit, 3 jours après, cette plaie se recouvrir d'une fausse membrane et enfin dans le lit suivant, une autre malade contracte une angine pseudo-membraneuse.

OBSERVATION I.

Salle St-Augustin. — Lit N° 5. — *Scarlatine.*

La nommée L..., âgée de 4 ans, entre dans le service des enfants pour une bronchite. Au bout de 15 jours de séjour, on constate soudainement, le *jeudi 19*, à la contre-visite, l'apparition sur le cou, la face antérieure du tronc, les bras et les cuisses, d'une éruption rouge-vif, à figuité foncée, présentant tous les caractères de la scarlatine. En même temps, fièvre, angine intense, avec tuméfaction et rougeur

---

(1) *Traité expérimental du typhus traumatique, gangrène ou pourriture d'hôpital.* — Paris, 1822.

vive des amygdales , piqueté écarlate du voile du palais et de la luette.

Pour éviter la contagion aux autres enfants, on transféra la petite malade dans la salle des femmes, au lit N° 5, le vendredi matin.

Le 20, les signes sont à peu près les mêmes. Gargarismes au borate de soude. Limonade citrique , lait.

Le 21, l'éruption pâlit ; la fièvre est tombée.

Le 22, l'état général est très satisfaisant. La gorge est encore rouge, les amygdales un peu tuméfiées ; mais la déglutition est aisée.

Ce cas de scarlatine n'est pas isolé ; il existe dans le service de médecine, au 1er étage, une épidémie bénigne depuis un mois.

OBSERVATION II.

Salle St-Augustin. — Lit N° 4. — *Sarcôme de la peau.* —
Ablation. — Pourriture d'hôpital.

La nommée M..., âgée de 38 ans, entre dans le service de M. Duret, pour un sarcôme de la peau siégeant à la face interne de la cuisse.

Opération le 12 janvier ; on tente la réunion par première intention au moyen de sutures au crin de Florence.

Le lendemain et les jours suivants la température reste à 37° et quelques dixièmes.

Le 17, on enlève les points de suture ; la plaie est réunie ; il n'y a point trace de suppuration. Mais, sous l'influence d'un mouvement brusque, les lèvres de la plaie se désunissent et laissent à découvert une plaie bourgeonnante, large de 6 centim., sur une longueur de 9 centim. L'on panse à plat et l'apyrexie reste complète.

Les jours suivants, on renouvelle le pansement toutes les 24 heures.

Le 22 janvier, à 10 heures du matin , frisson avec tremblement pendant une heure ; inappétence, langue blanche et saburrale ; la température prise à 5 heures du soir est de 39°2.

23 janvier. — T. M. 38°. En enlevant le pansement, on constate à l'angle inférieur de la plaie une plaque d'un blanc grisâtre, irrégulière, de la dimension d'une pièce de deux francs ; cette plaque n'existait pas l'avant-veille, jour du dernier pansement. En exerçant une friction légère, avec la ouate phéniquée, on arrive à détacher cette pellicule,

qui est néanmoins assez adhérente ; mais en-dessous, la plaie apparaît saignante et exulcérée ; le reste de la plaie, que ne recouvrait pas la fausse membrane, conserve son bon aspect.

Le 23 au soir, on constate l'apparition sur la face interne des cuisses, au niveau des aisselles, de la face antérieure du tronc et au cou, d'une éruption rose vif, avec piqueté rouge foncé, absolument analogue à l'éruption scarlatineuse du lit voisin. Pas d'angine.

Le 24, l'éruption persiste ; la fièvre est tombée. T. M. 37°,2. La plaque pseudo-membraneuse a plutôt diminué.

Elle disparaît au bout de quelques jours.

OBSERVATION III.

Salle St-Augustin. — Lit N° 3. — *Angine pseudo-membraneuse.*

La nommée L..., âgée de 15 ans, est entrée dans le service il y a 5 semaines, pour une exostose sous-unguéale du gros orteil.

L'ablation de la tumeur a été pratiquée à cette époque et actuellement la plaie est complètement cicatricée.

Le 21 janvier, à 4 heures du soir, céphalalgie intense, frissons répétés, claquements de dents pendant environ une heure. En même temps la malade ressent mal à la gorge et éprouve de la gêne dans la déglutition. Engorgement des ganglions sous maxillaires, surtout à droite. (La température n'est pas prise ce soir-là par oubli.)

Pendant la nuit, chaleur vive et sueurs profuses.

Le 22, au matin, la langue est blanche, saburrale ; la fièvre persiste. T. 39° ; la déglutition est douloureuse.

En examinant le fond de la gorge, on constate sur la face interne de l'amygdale droite, deux plaques d'un blanc vif, d'aspect pultacé, des dimensions d'un petit pois ; du côté gauche, deux points blanchâtres, gros comme un grain de millet.

(Gargarisme au borate de soude).

Le 23, la fièvre est tombée ; la gorge est encore tuméfiée ; l'exsudat pseudo-membraneux diminue plutôt.

Le 25, la gorge ne présente plus de plaques pultacées ; l'engorgement ganglionnaire a considérablement diminué.

L'état général est satisfaisant.

Si nous voulons à présent nous rendre compte de la filiation des faits, il suffit de considérer les divers symptômes accusés par nos trois malades et la date de leur apparition.

Au lit N° 5, scarlatine bénigne éclatant le jeudi soir et caractérisée par l'éxanthème guttural et l'exanthème cutané.

Le vendredi matin 20, l'enfant est amené dans la salle de chirurgie.

Le 22 au matin, c'est-à-dire 48 heures après avoir subi le voisinage d'un enfant atteint de scarlatine, la malade du N° 4 est prise d'un frisson d'une heure avec fièvre vive et le 23, la plaie du membre inférieur, qui bourgeonnait de la manière la plus régulière se recouvre d'une fausse membrane adhérente. Enfin le 23 au soir apparaît chez le même malade une éruption discrète aux plis de l'aine, de l'aisselle, et à la face antérieure du tronc.

Au lit N° 3, le 21 au soir, frisson ; puis le 22 au matin, nous constatons les signes d'une angine pultacée, avec fièvre vive et adénopathie sous-maxillaire.

Nous pensons qu'il est difficile de considérer ces faits comme le résultat d'une simple coïncidence et nous croyons ne pas dépasser les limites de la saine observation, en établissant entre eux un lien de parenté

Le fait n'est pas isolé d'ailleurs. Pitha, dans sa relation de l'épidémie de Prague, insiste sur la coexistence dans les salles, de la scarlatine et de la pourriture d'hôpital. Le seul intérêt de notre observation est, qu'elle a, en quelque sorte, la précision d'un fait expérimental.

A-t-on le droit, d'autre part, de donner le nom de pourriture d'hôpital à l'exsudat pseudo-membraneux observé à la surface de la plaie du N° 4 ? Nous le croyons, car si le cas s'est montré d'allure bénigne, les symptômes typiques n'en existaient pas moins ; et l'on sait qu'un cas isolé, sporadique, se traduit souvent par des signes moins graves, que lorsque la maladie sévit à l'état épidémique, comme on observait jadis la pourriture d'hôpital.

Une difficulté peut être encore soulevée, c'est le peu de durée de l'incubation. L'on sait, en effet, que beaucoup de pyrexies contagieuses, variole, rougeole, varicelle ont une durée d'incubation très longue, dépassant dix jours.

Mais il n'en est pas de même pour d'autres affections aiguës, analogues cependant. La diphthérie a tué des malades 48 heures après l'instant de l'infection. De même, Trousseau a cité des cas, où la scarlatine a débuté 24 heures après l'infection ; il n'y a donc rien d'anormal dans les observations publiées plus haut.

En résumé nous avons vu apparaître, dans un hôpital non infecté, un cas isolé de pourriture d'hôpital, suivant de près le transfert dans le lit voisin, d'une malade atteinte de scarlatine. Nous ne saurions croire, pour les raisons développées plus haut, qu'il s'agisse d'une coïncidence fortuite et nous tendons à considérer au contraire la scarlatine, comme un facteur étiologique d'une forme de pourriture d'hôpital.

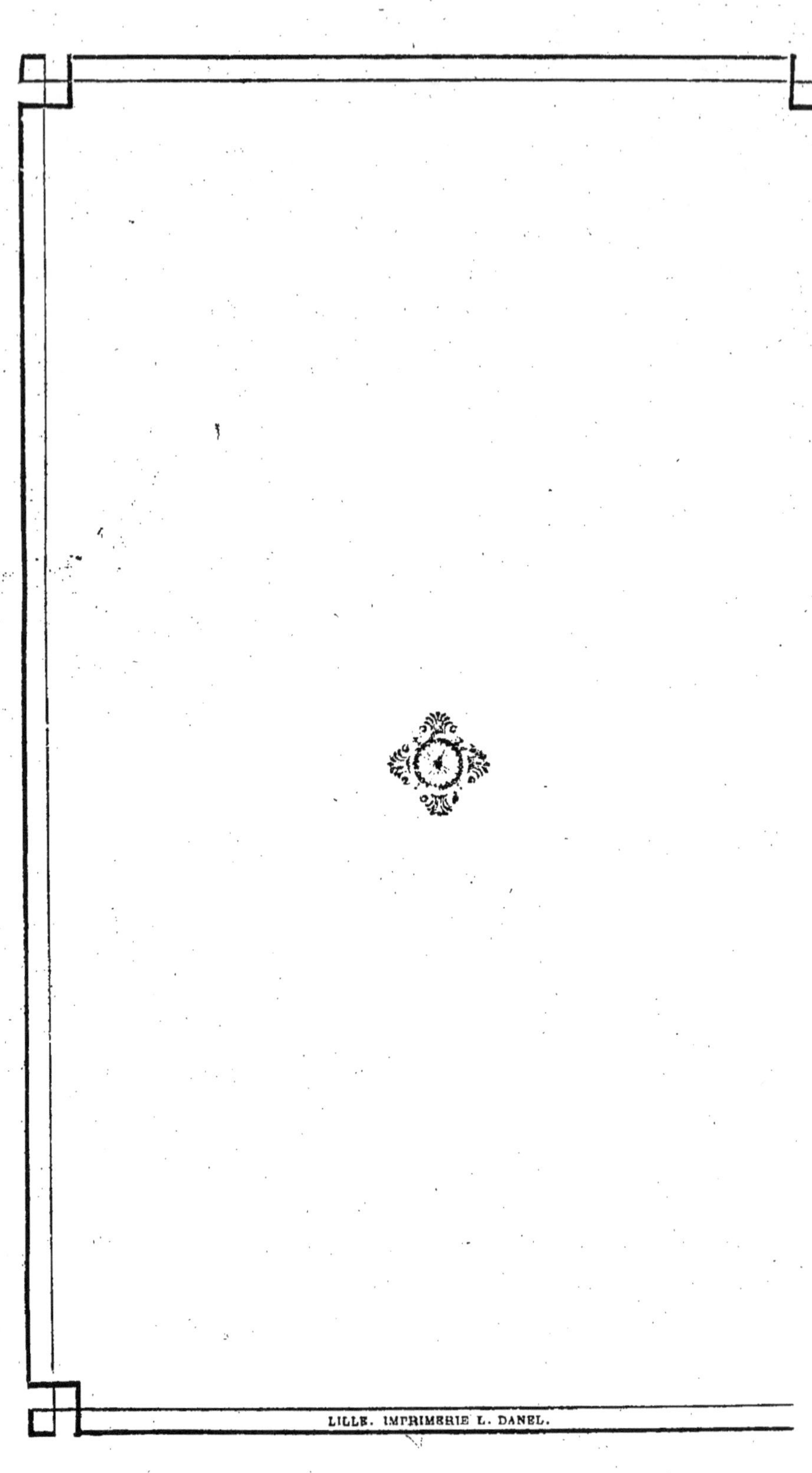

LILLE. IMPRIMERIE L. DANEL.